DE L'ALCOOL

DANS

LE TRAITEMENT DES MALADIES PUERPÉRALES

ET DE LA RESORPTION PURULENTE

OUVRAGES DU MÊME AUTEUR:

De l'un des rôles de l'alcool en thérapeutique (TRAITEMENT DES MALADIES DES VOIES RESPIRATOIRES PAR L'ALCOOL) 1871.

De l'alimentation COMME MESURE PRÉVENTIVE EN TEMPS DE CHOLÉRA, 1870.

Du mécanisme DE L'ACCÈS, 1865.

De l'alcoolisme (CONFÉRENCE A L'ASILE DE VINCENNES) 1868.

De la variole,

Imp. Moquet Rue des Fossés Saint-Jacques, 11

DE L'ALCOOL

DANS

LE TRAITEMENT DES MALADIES PUERPÉRALES

Suites de Couches

ET DE LA RÉSORPTION PURULENTE

PAR

LE Dr G. DANET

Ancien médecin en chef de l'ambulance militaire du Luxembourg,
Médecin du Ministère de l'Intérieur,
Membre de la Société de médecine pratique,
Officier de la Légion d'honneur.

PARIS

ADRIEN DELAHAYE, LIBRAIRE-ÉDITEUR

PLACE DE L'ÉCOLE-DE-MÉDECINE.

1872

DE L'ALCOOL

DANS LE TRAITEMENT DES MALADIES PUERPÉRALES SUITES DE COUCHES ET DE LA RÉSORPTION PURULENTE.

Mémoire lu à la Société de Médecine pratique

Messieurs,

Le travail que j'ai eu l'honneur de soumettre à votre appréciation et qui porte ce titre : « De l'un des rôles de l'alcool en thérapeutique », se bornait à déterminer l'action de l'alcool dans les maladies aiguës des voies respiratoires.

Toutefois, je vous avais dès lors fait entrevoir l'importance que j'attribuais à l'emploi de cet agent dans le traitement des maladies puerpérales et de l'infection purulente en général.

Il y a quatre ans, permettez-moi de vous le rappeler, j'ai eu à combattre chez une jeune femme victime de manœuvres abortives, une hémorrhagie grave, suivie de métro-péritonite, de résorption purulente et de phlegmasia alba-dolens.

Je vous consultai à cette occasion, et mon observation est insérée dans vos Annales.

J'avais cru devoir suivre l'avis de mon savant et excellent ami le docteur C. Campbell, fort expert en ces matières, qui m'avait conseillé de recourir aux hautes doses d'alcool pour lutter contre la sidération produite par l'abondance de l'hémorrhagie.

Guidé en outre par certaines données puisées dans les hôpitaux et dont j'aurai à vous entretenir, j'administrai en même temps, le sulfate de quinine à doses considérables et j'y ajoutai les excitants généraux de la peau et l'alimentation fortifiante et immédiate.

Grâce à cette médication énergique, du moins j'en ai la conviction, les espérances que j'avais conçues ne furent pas déçues, et le grave pronostic porté par votre Société sur le sort de ma cliente, se trouva heureusement écarté.

Cette dame guérit, et aujourd'hui elle n'a d'autres souvenirs de sa terrible crise, que certaines douleurs ressenties aux époques mensuelles dans le membre abdominal droit, devenu, vous l'avez su plus tard, le siége des deux collections purulentes.

Depuis ma communication sur l'emploi de l'alcool dans les maladies du poumon, j'ai eu diverses occasions de soigner des maladies puerpérales suites de couches et de voir quelques cas de résorption purulente.

Me remémorant les résultats obtenus dans la circonstance ci-dessus relatée, les faits observés par moi chez le professeur Maurice Perrin au Val-de-Grâce, et dont je vous ai entretenu à propos de la résorption purulente suite de traumatisme; appliquant enfin certaines idées récemment émises sur l'action du sulfate de quinine, et me fondant sur ma propre expérience dans l'emploi de cet alcaloïde, je m'arrêtai au traitement que j'avais appliqué antérieurement, et qui m'avait donné des résultats aussi heureux qu'inattendus.

Ce sont les nouvelles applications de ce traitement employé par moi et par d'autres médecins, que je viens aujourd'hui soumettre à votre jugement, en discutant devant vous son opportunité et les avantages que je lui attribue.

OBSERVATION.

J'avais donné il y a quatre ans de concert avec le docteur Gallois, (du boulevard Mazas), des soins à une jeune femme dont l'accouchement laborieux avait été compliqué d'adhérences placentaires et de contracture de l'utérus.

La délivrance n'avait pu être opérée immédiatement malgré les efforts du médecin-accoucheur, et des accidents de métro-péritonite semblaient imminents, lorsque le troisième jour après l'accouchement, nous arrivâmes à débarrasser la malade de son *arrière-faix*.

Cette jeune femme guérit rapidement d'une endo-métrite simple et devint de nouveau enceinte en 1871.

Madame T... s'est assez bien portée pendant sa grossesse, quoique ayant été parfois fortement troublée par les événements de la commune. Elle habite rue Monge, et elle y fut, par le *fait* de son commerce, le témoin des tristes et effrayants épisodes qui se sont passés dans le quartier des Gobelins.

Le 8 ou 9 septembre, Madame T... est prise subitement de troubles de la vue, de céphalalgie, enfin de convulsions.

Le docteur Bourienne, mandé près d'elle, fit appliquer des sangsues aux *apophyses mastoïdes* :

Appelé le 11 en consultation par notre confrère, je constatai une grande quantité d'albumine dans les urines :

L'enfant est vivant et le travail de l'accouchement n'est pas commencé.

Madame T... est à terme.

La malade est soumise au tannin à haute dose, et il est convenu, que si les convulsions reparaissent, on aura recours aux inhalations de chloroforme.

Madame T... accouche dans la nuit du 15 au 16, sans avoir éprouvé d'autres phénomènes d'éclampsie.

Mais des symptomes d'une autre nature surviennent peu après, et nous sommes appelés de nouveau près d'elle.

Nous trouvons la malade couchée dans le *décubitus* dorsal ; elle est dans une anxiété extrême, la physionomie est grippée et la figure amoindrie : les yeux sont hagards et profondément enfoncés dans leurs orbites, le nez et la pointe de la langue sont glacés, celle-ci couverte çà et là de glaires épaisses difficiles à détacher.

Le pouls bat 140 pulsations.

Le teint est ictérique.

Le ventre est énormément distendu par des gaz, il y a déjà eu de la diarrhée et quelques vomissements bilieux.

La malade est plongée dans un demi-*coma* délirant, dont on la retire toutefois, mais *passagèrement* et en l'interpellant fortement.

Elle répond ; la voix est faible, tremblante; elle bredouille.

La tympanite, qui est extrême, cause une dyspnée excessive.

La prostration est telle que la malade souille les draps sans en avoir conscience.

Il ne se produit aucun écoulement par les parties génitales ; les seins sont vides.

Les quelques gouttes d'urine que nous recueillons par le cathéterisme, renferment de l'albumine et de la bile.

Nous étions évidemment en présence d'une fièvre puerpérale, d'une péritonite générale-type qui avait été précédée d'albuminurie puerpérale.

A quelle cause attribuer la maladie? A une prédisposition par suite des accidents de l'accouchement précédent? Aux émotions ressenties durant la grossesse pendant la Commune? Au voisinage de la Maternité?

Je ne saurais le dire; notre confrère n'a pu savoir si dans les environs, il y avait quelque femme atteinte d'affection puerpérale.

Il est convenu qu'on administrera toutes les deux heures 15 centigrammes de sulfate de quinine en solution et qu'on donnera en boisson du bouillon froid et du thé glacé alcoolisé au cinquième.

Le 18 à la visite du matin, l'état est le même ; mais le soir la malade a quelques instants de repos : le traitement continue, le thé est alcoolisé au quart.

Le 19, des lochies très-odorantes apparaissent, les évacuations alvines sont fréquentes : même traitement.

Le 20, le pouls est à 104 ; les suites de couches sont abondantes, mais très-fétides.

Les mamelons des seins, sollicités, laissent suinter quelques traces de lait épais.

Le soir, la malade se plaint de violentes douleurs dans la mâchoire; une véritable stomatite se déclare.

La malade se refuse à continuer la boisson fortement alcoolisée, dont le contact lui brûle la bouche et le pharynx.

Le 21, la joue droite est le siége d'une fluxion douloureuse, et une adénite de la glande sous-maxillaire droite amène un abcès considérable qui s'ouvre spontanément le 22 et ne se tarit cependant que un mois plus tard.

Mais les accidents généraux s'étaient dejà fortement amendés depuis le 20, le météorisme du ventre avait considérablement diminué; la diarrhée et les vomissements s'étaient calmés, le pouls variait entre 92 et 100.

Le bouillon glacé fut remplacé par les potages, les œufs et le jus de viande; l'alcool par le vin, et le sulfate de quinine par le quinquina.

Le 25, la malade était en convalescence.

Elle n'avait pas absorbé moins de six litres de bonne eau-de-vie à 42· et de 10 grammes de sulfate de quinine pendant cette maladie aussi brève que violente.

L'albumine a encore été reconnue pendant quelques jours dans les urines et a fini par disparaître; la malade est aujourd'hui parfaitement guérie.

TROISIÈME OBSERVATION.

Dans le courant du mois de janvier 1872, j'ai été appelé à donner mon avis sur la délivrance prochaine de Mademoiselle Z... enceinte pour la première fois, et arrivée au huitième mois de sa grossesse.

Cette demoiselle âgée de 44 ans, rachitique, bossue et boiteuse a un bassin ne présentant qu'un diamètre sacro-pelvien de 10 centimètres et 1/2 environ, mesure que nous avons relevée le Docteur Campbell et moi.

Malgré cette étroitesse, la maigreur extrême de la future mère nous fait augurer un accouchement naturel; nous avions d'abord pu reconnaître dès ce moment la présentation de la tête qui était engagée dans l'excavation pelvienne.

Mademoiselle Z..., arrivée au terme de sa grossesse vient habiter la maison de santé de madame Eudes, sage-femme rue du Cherche-midi, 84.

Elle perd ses eaux subitement à 7 heures du soir le 3 février, c'est-à-dire un mois environ après notre inspection; aucune douleur n'avait fait pressentir la rupture des membranes.

La nuit se passa tranquillement et dans le sommeil; et ce ne fut qu'à six heures du matin le 4 février que les douleurs se déclarèrent.

A huit heures il nous fut possible de reconnaître un commencement de dilatation du col.

Les contractions, sans jamais discontinuer, se reproduisent, de 4 minutes en 4 minutes toute la journée.

Le travail se prolongeait, mais je crus prudent de ne pas intervenir, la tête s'allongeant très-évidemment et s'engageant de plus en plus.

Enfin à huit heures du soir, mademoiselle Z... accoucha naturellement d'un enfant du sexe féminin pesant de 6 à 7 livres, à peu près asphyxié et portant au sommet de la tête une bosse sanguine des plus volumineuses, oblique de gauche à droite et de bas en haut.

Quelques soins rappelèrent l'enfant à la vie.

A peine celui-ci était-il sorti de la vulve, que la matrice se contractait avec une violence inattendue, et quand dix minutes après, nous voulûmes pratiquer la délivrance, il nous fut impossible d'attirer, de trouver même l'arrière-faix.

Il y avait une véritable contracture.

Une heure plus tard, notre action, quoique fort modérée mais provoquée par un commencement de perte, amena la rupture du cordon très-grêle surtout en son point d'attache.

L'hémorrhagie arrêtée par quelques applications froides,

ne se renouvelait pas, nous crûmes devoir laisser les choses en l'état, en recommandant à la sage-femme une grande surveillance.

Pendant la nuit il y eut encore deux hémorrhagies assez sérieuses, mais que les aspersions froides arrêtèrent.

Le lendemain 5, la malade a deux frissons; le pouls est à 92.

L'utérus excessivement dur et très-volumineux, ne laisse rien suinter.

Un gramme de sulfate de quinine en deux doses est prescrit, et des embrocations de pommade belladonée sont pratiquées sur le bas ventre et les grandes lèvres.

On porte même le narcotique sur le col; à déjeuner la malade mange une noix de côtelette de mouton et boit du vin de Bordeaux.

La malade accuse une faiblesse extrême, mais ne se plaint que d'une grande lassitude.

Le soir, il y a un troisième frisson; la nuit est agitée ou plutôt sans sommeil.

Le 6, le ventre est fortement météorisé; la malade éprouve quelques nausées il y a trois garde-robes liquides bilieuses.

L'émission des urines ne se fait pas.

Le pouls est à 140 pulsations.

Quoique très-abattue et se plaignant de douleurs dans les membres, la malade, fort causeuse de son naturel, est encore plus loquace que d'habitude.

Le soir, elle délire, se jette hors de son lit, croit que la justice poursuit son médecin qui a enlevé sa fille, etc.

Le 7 coma délirant.

Le placenta dont une partie reste enchatonée, sort de la matrice; je puis l'arracher en le déchirant, et en prenant la précaution de faire soutenir la matrice par la sage-femme, pour éviter le renversement de l'organe.

La diarrhée continue; il n'y a pas de vomissements.

Des sueurs abondantes ont lieu dans le courant de la journée; des syncopes se succèdent et vers 7 heures du soir, la malade reste pendant près d'une heure sans connaissance.

Un médecin appelé pendant notre absence (le docteur Verrier) déclare que la mort aura lieu vers minuit.

Nous arrivons à onze heures, et nous faisons administrer immédiatement à la mourante qui s'était un peu réveillée, 125 grammes d'eau-de-vie pure, qu'elle but sans en avoir conscience.

Tout le reste de la nuit, on devra continuer le bouillon, et le thé alcoolisé au quart.

Le lendemain à l'aide de pinces, nous débarrassons la matrice des restes de placenta déjà en putréfaction.

Le ventre est toujours fortement météorisé.

Le délire continue ainsi que la diarrhée, mais il n'y a ni vomissements, ni nausées.

Le pouls fort petit est à 140.

Le traitement se continue (1 gramme de sulfate de quinine matin et soir. Thé alcoolisé au quart et en quantité aussi grande que la malade fort alteré, en veut boire. (Bouillon et vin de Bordeaux).

Je complète ce traitement par une ablution générale pratiquée matin et soir avec de l'eau froide aiguisée de vinaigre, et des injections vineuses.

Le 9, le pouls est à 120.

La malade a dormi 2 heures bien tranquillement. Elle a faim.

On donne un œuf et deux potages.

On continue le thé alcoolisé au cinquième.

Le soir la malade se plaint de douleurs violentes dans les deux jambes, n'accuse pas de souffrance dans la cavité abdominale, mais une gêne extrême dans la respiration résultant de l'accumulation des gaz dans l'intestin. Le traitement est continué.

Je fais administrer un lavement au fiel de bœuf qui fait rendre une quantité incroyable de gaz.

Le 10, la malade a sommeillé une partie de la nuit.

La jambe gauche fort douloureuse, est légèrement œdématiée.

Le ventre et la cuisse gauche sont recouverts de quatre couches superposées de collodion.

Traitement *ut supra.*

Le 11, le pouls est remonté à 124 pulsations.

La malade se plaint de violentes douleurs à la jambe gauche fortement distendue.

La droite participe aussi de cet œdème.

Les boissons alcoolisées sont repoussées ; elles brûlent la gorge, dit la malade; en effet il s'est produit une légère pharyngo-laryngite.

Le vin d'Espagne remplacera l'alcool.

Le 12, le délire a reparu, la malade éprouve quelques nausées, le pouls est à 150.

Le mollet de la jambe gauche, très-tendu, est le siége d'une teinte érythémateuse très-ardente.

Toute la jambe est alors enduite de 4 couches de collodion, enveloppée de sachets de son très-chaud et mise sur un plan incliné.

Il n'y a pas eu de gardes-robes.

Je prescris dix centigrammes de calomel en 10 paquets, un par heure.

Le 13, la jambe est légèrement dégonflée, la teinte érythémateuse a disparu; mais le ventre est fort météorisé, et de violentes douleurs dans le bas ventre sont accusées.

Dans la nuit, la malade est prise de coliques excessivement douloureuses ; la diarrhée revient plus forte que jamais (5 à 6 gardes robes). Mais les matières renferment une grande quantité de glaires purulo-sanguines, de pus et de muco-pus.

A dater de ce moment, c'est-à dire le 14 au matin, les douleurs se calment, l'œdème des jambes disparaît presque entièrement, la diarrhée diminue et cesse ;

Les lochies coulent abondantes, et sans trop de fétidité.

Le pouls tombe de jour en jour, l'appétit est grand, le

sommeil parfait, et le 18 mars, 14 jours après l'accouchement, nous déclarions la malade en convalescence.

En fait, depuis ce moment mademoiselle Z.. alla de mieux en mieux, et ce n'est que six semaines après, c'est-dire à l'époque correspondante au retour des règles, que la diarrhée est revenue pendant trois jours, mais évidemment provoquée par l'abcès pelvien qui de nouveau s'était rempli, et vient de se vider.

C'est un accident qui chez cette malade se reproduira probablement encore plusieurs fois, comme il nous a été donné de le constater à l'occasion d'abcès de la fosse iliaque chez trois malades hors l'état puerpéral.

En résumé mademoiselle Z... a bu huit litres d'eau-de-vie et consommé 20 grammes de sulfate de quinine pendant sa maladie.

Quelle a été cette maladie?

Une métro-péritonite intra-pelvienne puerpérale suppurée, se terminant par un phlegmon de la fosse iliaque gauche, ce dont nous avons pu nous assurer lors de la dernière évacuation de l'abcès.

Jusque là nous n'avions pu préciser que par analogie la position de la collection purulente, le météorisme du ventre avait été longtemps assez considérable pour empêcher toute investigation de ce côté. J'ajouterai qu'à coup sûr, il y a eu un commencement de résorption purulente.

4e OBSERVATION

Le 11 août 1871 notre confrère et ami le Dr Maurel nous fait appeler pour avoir notre avis au sujet d'une jeune femme en proie à une fièvre puerpérale, suites de couche.

Madame X... demeure dans le voisinage de l'hôpital Lariboisière, elle a 20 ans et est primipare.

Au quatrième mois de sa grossesse, elle a été atteinte d'une endocardite qui a guéri.

Entre le cinquième et le sixième jour après l'accouchement qui avait été fort régulier, madame X... est prise de frissons, de points de côté et d'oppression très-pénible.

Le Dr Maurel ne constate rien du côté du cœur et croit à une pleurésie diaphragmatique.

Les vomissements, la diarrhée bilieuse surviennent ainsi que le météorisme du ventre.

Nous la voyons deux jours après le début de ces accidents. Nous diagnostiquons une péritonite diaphragmatique puerpérale au summun de son évolution.

Notre confrère avait employé tous les moyens préconisés, ventouses, vésicatoires, quinine, etc.

Il me dit que depuis quelques heures on administrait une potion de Tood.

Je l'engageai à donner l'alcool à très grandes doses, à faire pratiquer une grande ablution excitante et à revenir ultérieurement au quinine.

On n'eut pas le temps de mettre à exécution ces différents moyens; la malade mourut deux heures après notre visite.

Cette observation n'a évidemment rien d'intéressant au point de vue qui nous occupe; puisque le traitement n'a pas été appliqué. Je la donne cependant parce que l'alcool a été administré, bien qu'en petite quantité comme on le fait au début des phlegmasies; état pathologique bien différent et que nous aurons grand soin d'indiquer lors de la discussion de ces faits.

5e OBSERVATION

La dame B... demeurant rue Cassette, mariée depuis six mois, se livre à des travaux de ménage très-fatiguants. Elle est enceinte depuis quatre mois.

En février 1872 après avoir frotté les escaliers elle est prise de pertes; finalement, le 12, elle fait une fausse couche.

La sage-femme appelée ne peut réussir à la délivrer. Le 13 je suis mandé près de la malade qui me dit avoir été délivrée une heure auparavant par la sage-femme. Le 14 je revois la femme B.. que l'on m'a dite fort malade. J'apprends qu'elle a eu du frisson ; la face est grippée, la voix faible et chevrotante ; le pouls est à 130 pulsations, le ventre est douloureux, et en ma présence, des vomissements se déclarent.

Je prescris un gramme de sulfate de quinine matin et soir, du thé alcoolisé au 5eme et du collodion sur le ventre.

Le 15, les choses se sont empirées.

La malade est dans un demi-coma dont on a peine à la retirer.

Le pouls bat 140 à 146 pulsations.

Les vomissements sont incessants.

Le ventre est fortement météorisé.

Il y a un léger écoulement purulo-sanguin et fort fétide par les parties.

Je recommande des injections d'eau phéniquée et la continuation du traitement.

Le 16, la malade me semble gravement compromise; mais elle vient de se débarrasser spontanément d'un volumineux caillot que je reconnais pour être l'arrière-faix dont la sage-femme croyait l'avoir délivrée, tandis qu'elle n'avait vraisemblablement recueilli que des caillots avec un commencement d'organisation.

J'étais donc en présence d'une endo-métrite par rétention placentaire.

J'appris à ce moment que la malade, sur le conseil de voisins n'avait pas suivi mes prescriptions.

Je m'empressai de parer autant que possible à cette situation; je fis administrer le sulfate de quinine à la dose d'un gramme matin et soir, du thé à la glace et alcoolisé au quart et du bouillon froid.

5 mars, la malade est en voie de guérison après avoir présenté, elle aussi, le singulier phénomène d'un abcès s'ouvrant spontanément dans l'intestin, l'expulsion de la collection purulente amenant presque instantanément la convalescence.

Du 16 février au 26, c'est-à-dire en dix jours, la femme

B. a bu trois litres d'eau-de-vie, et elle a pris 12 grammes de sulfate de quinine en 12 jours.

Le retour des règles ne s'est pas encore effectué à ma connaissance.

6e OBSERVATION.

Mademoiselle Anna a 20 ans ; c'est une grande et forte femme qui est accouchée naturellement le 14 février dernier.

Sa grossesse avait été fort heureuse. Brouillée avec sa famille, Anna accouche chez une sage-femme dont elle quitte la maison le 9e jour après sa délivrance ; les ennuis de famille sont grands, et l'on se réfugie chez des amies couturières.

Voulant reconnaître l'hospitalité qu'on lui offre, Anna se remet au travail.

Deux jours plus tard, elle est forcée de garder le lit, en raison de douleurs qu'elle ressent dans la matrice.

C'est alors que je la vois pour la première fois, elle présente à notre inspection; tous les signes de l'ovarite que vous me permettrez de ne pas vous décrire, et je constate en outre deux ulcérations sans caractères spécifiques sur les faces internes des grandes lèvres.

Deux vésicatoires sont appliqués successivement au bas-ventre, des lotions vineuses sont pratiquées sur les parties ulcérées.

Quatre jours après, Anna reprend sa place à l'atelier.

Le 17 mars, huit jours après les accidents que je viens de vous indiquer, il survient tout à coup un violent frisson ; la malade se plaint de douleurs excessives dans la région lombaire à droite, et la jambe du même côté est fort œdématiée.

Il y a eu des vomissements et des diarrhées bilieuses dans la journée ; le pouls bat 128 à 130 pulsations.

Je reconnais une affection puerpérale tardive, métro-péritonite avec phlegmasie du ligament large ou de la fosse iliaque.

Je fais administrer l'eau-de-vie à hautes doses, et le sulfate de quinine matin et soir; la jambe est enveloppée dans des sacoches de son brûlant.

Le 18, l'état est aggravé, le pouls est à 140.

La malade qui ne délire pas est très-affaissée.

Le 19, à dix heures du soir, la scène change tout-à-coup; la malade est prise de suffocation et d'une douleur intense dans le côté gauche de la poitrine; elle ne peut demeurer couchée; elle étouffe.

On croit qu'elle va succomber à une attaque d'asthme, maladie à laquelle elle est sujette, mais quand j'arrive, je constate une matité des 2/3 supérieurs du poumon; à gauche un bruit de souffle très-facile à percevoir se fait entendre en arrière et en avant; le pouls est petit, filiforme, il bat 160; il est évident qu'une pneumonie vient de se déclarer.

Je fais poser un vésicatoire sur le sommet du poumon en avant, et j'insiste sur l'emploi de l'eau-de-vie; mais la malade s'y refuse absolument; l'alcool la brûle et provoque la toux.

Je prescris une potion calmante aditionnée de datura, et du bouillon.

Le 20, le ventre est moins tendu, les jambes moins douloureuses et moins gonflées; la diarrhée continue; les crachats sont jus de pruneaux; la matité est moindre.

Le soir, il y a quelques minutes de calme.

Le 21 la malade redemande elle-même l'eau-de-vie, que je fais continuer avec le sulfate de quinine.

Le râle crépitant se fait entendre très-clairement, au sommet en avant et sous la clavicule.

Le 22, l'œdème des jambes a diminué considérablement; le ventre est souple et détendu; il y a eu trois garde-robes.

Le râle crépitant persiste; la douleur a reparu, il y a 136 à 140 pulsations.

Bref aujourd'hui 4 avril, Anna est en convalescence et a pu être transportée chez ses parents, où elle va reprendre ses forces.

Cette malade n'a ingéré que 500 grammes d'eau-de-vie, pendant sa maladie.

7° OBSERVATION.

A l'hôpital Saint-Antoine, se trouve encore aujourd'hui (service de chirurgie du docteur Péan) un vieillard qui, après avoir passé depuis deux mois par les phases les plus épouvantables de traumatisme et de la résorption purulente la plus manifeste, est maintenant en pleine convalescence.

Cet homme doit la vie au traitement combiné de l'alcool et du sulfate de quinine à hautes doses.

En effet, la marche des phénomènes par lesquels ce malade a passé, a été telle, que l'action du traitement nous semble ici échapper à toute critique.

Je choisis cette observation entre cent autres dont j'ai suivi les sujets avec la plus sévère attention; d'abord parce que l'efficacité du traitement s'y manifeste jusqu'à l'évidence; en second lieu parce que le malade est encore à l'hôpital et qu'on peut l'y voir (20 avril.)

Voici les faits :

Il y a deux mois X.., aidé de plusieurs camarades cherchait à soulever une pierre de taille gigantesque; il trébuche, la pierre tombe, et renversant le malheureux ouvrier carrier, lui brise les deux membres inférieurs, depuis les pieds jusqu'aux cuisses.

Transporté à l'hôpital le lendemain, le chirurgien du service constate les lésions suivantes :

Du côté droit, la jambe est broyée jusqu'aux genoux, de telle façon que les parties molles sont réduites en bouillie ; le tibia et le péronée sortis au dehors dans presque toute leur étendue, sont fracturés à diverses hauteurs.

Aussi l'amputation devra-t-elle être pratiquée à la partie supérieure de la jambe.

A gauche, les deux os sont aussi le siège de fractures comminutives compliquées de plaie et d'écrasement des parties molles.

Le genou et la cuisse sont remplis d'un épanchement sanguin tellement considérable et tellement douloureux que les téguments paraissaient être distendus et enflammés; il semblait hors de doute que le membre allait être frappé en quelques heures d'un phlegmon gangréneux.

L'état général était d'autant plus mauvais, que cet homme âgé de 60 ans, était dès longtemps profondément anémié par des privations antérieures.

Malgré des conditions si peu rassurantes, le docteur Péan prit le parti d'agir, quelque désespérée que semblât la position.

Le chirurgien pratiqua l'amputation en conservant un lambeau assez grand pour recouvrir largement les épiphyses du tibia et du péronée qui furent ménagées malgré le peu d'espoir qu'on avait de les conserver. Le périoste était en effet en grande partie décollé, et les parties molles ambiantes, ainsi que les vaisseaux voisins étaient fort endommagés et tellement lacérés qu'il fut fort difficile de maintenir sur les artères divisées, les ligatures qu'on y avait jetées.

Suivant une pratique déjà ancienne et souvent suivie de succès, le chirurgien plaça des ligatures métalliques coupées au ras, et maintint le membre immobile dans un appareil ouaté par occlusion.

Le membre gauche fut également enveloppé dans un appareil de Burgraffe, remontant jusqu'à la racine de la cuisse, et fortement comprimé, de telle sorte, que la fracture et la plaie de jambe fussent entièrement cachées par le pansement par occlusion.

Les suites de l'opération furent des plus heureuses pendant les premiers jours.

La fièvre jusqu'au onzième jour ne dépassa jamais 108 pulsations, grâce au sulfate de quinine administré dès le premier jour à la dose de 1 gr. 50, à l'alcoolature d'aconit donné à la dose de 5 grammes, et surtout à l'eau de vie dont le malade buvait 300 grammes par jour.

Toutefois, l'état général n'était pas encore satisfaisant et le moignon examiné, montra que l'épiphyse du péronée s'était nécrosée jusqu'auprès de son extrémité articulaire, ainsi que trois centimètres à peu près du tibia du côté de la section; ce qui du reste avait été prévu par suite du mauvais état du périoste.

Le lambeau dont le sphacèle était à craindre, se maintenait cependant en bon état.

Le pansement fut conservé.

Le treizième jour, le pouls faiblit considérablement, le faciès change d'aspect, la face est terreuse, et des frissons redoutables et répétés annoncent de même que les autres symptômes, l'invasion d'une résorption purulente.

Le docteur Péan, qui traite surtout les grands traumatismes, et se trouve fréquemment en présence de pareilles conditions, n'hésita pas à se fier entièrement à la médication alcoolique qu'il pratique avec grand succès dans toutes ses opérations.

Le chirurgien fit porter à 800 grammes par jour la dose d'eau de-vie et à deux grammes celle du sulfate de quinine.

Dès le lendemain un grand changement s'était opéré, l'agitation fébrile avait diminué, le faciès était devenu meilleur, le pouls plus plein, moins fréquent, la peau moins sèche, les urines plus abondantes, tout espoir ne sembla plus perdu.

Le malade a été soumis à la médication quinico-alcoolique à doses élevées pendant quinze jours, et sous l'influence de ce régime, il marcha rapidement vers la guérison.

Il y a deux mois que l'accident est arrivé, les parties d'os nécrosées se sont détachées spontanément, les plaies se sont presque guéries, le membre brisé est consolidé et le malade ne tardera pas à marcher.

Gastrotomie.

— Je ne saurais, Messieurs, laisser ces observations dont mon recueil s'enrichit de jour en jour en vue des recherches que je poursuis: sans vous faire assister à un de ces spectacles terribles auxquels nous convie depuis quelque temps la chirurgie moderne : à une de ces opérations, qui sont encore l'effroi de la plupart des médecins et qui, en effet, se changeraient le plus souvent en scène de deuil et de larmes, si le chirurgien, quelque grande que soit son habileté, n'avait rencontré des auxiliaires aussi puissants que sûrs dans l'alcool et la quinine.

Je veux parler de la gastrotomie, où l'imprévu dans les difficultés opératoires, lutte avec le sang-froid, l'ingéniosité et la spontanéité de coup d'œil du chirurgien.

Au cours de cette opération, l'audacieux praticien qui ose plonger le couteau libérateur dans le sein de la malade aura pendant des heures entières, à lutter corps à corps dans un combat incessant avec la mort, qui n'attend qu'un faux pas, un arrêt dans un mouvement, un point inaperçu, pour frapper sans retour la victime dont on lui dispute la vie.

D'une telle opération qu'il a contemplée, le spectateur sort harassé de fatigue et brisé d'émotions, mais aussi rempli d'admiration pour l'homme qui a assez de courage et de confiance dans son art, pour entreprendre avec connaissance de cause, une tâche aussi ardue, aussi terrible, aussi difficile !

On ne sait vraiment ce qu'il faut le plus admirer chez ces hardis pionniers de la chirurgie, ou de leur énergie, de leur sang-froid, de leur prudence, de leur science profonde ou de leur indomptable confiance dans leur art et de leur amour pour l'humanité :

Oui amour pour l'humanité ! ce mot semble déplacé en ces temps-ci ! Mais quand une fois on a assisté à ce spectacle fantastique, poignant, terrible qu'offre trop souvent encore l'opération de la gastrotomie, on sent que nulle rémunération, tout élevé qu'en soit le chiffre, ne peut récompenser l'opérateur.

La seule récompense digne du chirurgien consiste dans le bonheur de la réussite, dans la douce satisfaction, dans le égitime orgueil d'avoir sauvé une femme, souvent mère de famille, vouée à une mort prompte et inévitable.

Ces opérations dont la pensée seule eût fait frémir nos pères sont aujourd'hui journellement pratiquées et le plus souvent couronnées de succès.

Pour ma part j'en ai vu pratiquer plus de trente depuis un an, et si toujours le succès n'est pas venu récompenser les efforts du chirurgien, la faute en est bien plus à la pussillanimité ignorante des conseillers de la malade qu'au manque de ressources de la chirurgie.

Mais je n'ai pas ici à défendre l'ovariotomie; vous parlant de la péritonite puerpérale et de la résorption purulente, je devais nécessairement donner une large place à ces opérations dont les résultats malheureux sont toujours la conséquence ou d'une péritonite, ou de la résorption purulente, ou enfin de la sidération profonde, suite inévitable de ces grandes manœuvres chirurgicales.

Aussi est-ce dans ces cas extraordinaires, que l'alcool et le sulfate de quinine à hautes doses, employés préventivement sont appelés à rendre d'immenses services et à devenir les auxiliaires les plus puissants du chirurgien.

L'observation suivante, choisie parce qu'elle est récente, vous en fournira la prenve.

Une malade portait dans le ventre une tumeur très-volumineuse qu'on a ponctionnée douze fois dans l'espace de deux ans.

Chaque ponction avait donné issue à un liquide épais et visqueux dont la quantité variait chaque fois entre 15 et 25 litres.

Le liquide qui remplissait la tumeur, se reproduisait assez lentement, pendant les premiers mois, mais à la fin on devait ponctionner tous les 15 jours.

Aussi cette femme, âgée aujourd'hui de 50 ans à peine, était-elle singulièrement épuisée; néanmoins, elle parut conserver encore assez de force pour que le docteur Péan auquel son confrère Isambert comme lui médecin des hôpitaux, présenta la malade, se crut autorisé à tenter l'extirpation de la tumeur.

A la suite d'une ponction qu'il avait faite à l'hôpital, il y a trois mois, le chirurgien avait pu reconnaître que le liquide évacué appartenait à un kyste multi-loculaire dont la loge la plus grande contenait 15 litres de liquide avait été seule vidée, tandis qu'un très-grand nombre d'autres, d'apparence solide, restaient adhérentes au fond de l'abdomen et de la cavité pelvienne.

Des accidents de compression déterminant de nouveaux phénomènes d'œdème des extrémités inférieures et des par rois de l'abdomen, une dyspnée des plus intenses, indiquant que les voies respiratoires étaient menacées ; enfin la nutrition n'étant plus possible, le docteur Péan décida l'opération.

La gastrotomie fut pratiquée 15 jours plus tard au couvent des sœurs Augustines, 29 rue de la Santé, en présence du médecin de la malade qui l'a suivie avec dévouement dans les phases terribles que je vais essayer de vous décrire.

L'opération présenta de telles difficultés imprévues, qu'il ne fallut rien moins que la grande habitude de ces sortes d'accidents, le sang-froid et l'indomptable ténacité de l'opérateur, pour terminer l'œuvre et la conduire à bonne fin.

Non-seulement la tumeur était adhérente aux parois de l'abdomen et aux viscères, dans presque toute son étendue par des fausses membranes solides qu'il fallut détacher pendant une heure, en ayant soin de lier et de comprimer au fur et à mesure les nombreux vaisseaux qu'on rencontrait.

Mais encore, après avoir extrait près de 20 litres de liquide épais et purulent des plus grandes poches, l'opération ne put être continuée que par le morcellement des autres portions de la tumeur qui était aréolaire par places et presque complétement solide en d'autres points également étendus.

Pendant cette dernière partie de l'opération, il fallut comprimer une soixantaine de vaisseaux dont les diamètres variaient depuis celui d'une plume de corbeau jusqu'à celui du petit doigt, et qui étaient placés principalement sur le côté droit du ventre et du bassin.

Ce travail exigea une demi-heure d'efforts incroyables.

En effet, ces vaisseaux qui nourrissaient la tumeur, provenaient des régions voisines, et leur ouverture aurait déterminé une hémorrhagie promptement mortelle si chacun d'eux n'avait été saisi isolément.

La dissection de la tumeur put alors être pratiquée, grâce à cette précaution et on put l'extraire en entier.

A ce moment l'opérateur cherche à réunir tous les fils et les instruments qui avaient été placés sur les orifices béants de ces vaisseaux,dont le siège,suivant les probabilités fournies par l'expérience, paraissait devoir se rattacher à un pédicule exceptionnellement large et vasculaire.

Grand fut l'étonnement de tous, quand on reconnut que cette grande tumeur,dont la structure rappelait celle de certains kystes multi-loculaires de l'ovaire était complétement dépourvue de pédicules ; qu'en réalité la surface qui la nourrissait, était sous-péritonéale, présentait la largeur des deux mains et s'étendait depuis l'utérus dont la moitié droite faisait partie de la tumeur,jusque dans la fosse iliaque droite, où elle était accolée au cœcum et à l'appendice vermiculaire enfin au fond du bassin qui montrait à nu toute sa paroi latérale et son bas fond du côté droit.

Convaincu qu'il y aurait impossibilité complète à attirer au dehors, vers l'angle inférieur de la plaie d'ouverture, pour en former un pédicule, les vaisseaux nombreux et volumineux qu'on avait liés à la hâte dans toute cette région, l'opérateur dut recourir à une autre méthode qui lui avait du reste déjà donné de nombreux succès et qui parut la seule applicable ;la cautérisation des surfaces d'implantation par le cautère actuel, opération qui fut pratiquée comme il suit :

Les vaisseaux, ayant été saisis par groupes dans des liens métalliques, et les parties voisines étant convenablement protégées par des éponges et des linges, l'opérateur cautérisa chacun de ces groupes avec des cautères rougis, de façon à amener l'hémostase au moment où chacun des liens serait détaché.

Grâce à ces précautions, tout danger d'hémorrhagie semblait écarté, lorsque tout-à-coup de l'épaisseur de l'utérus, jaillit un jet de sang artériel du volume à peu près de celui qui viendrait de la fémorale.

Ce jet fut arrêté aussitôt par la compression pratiquée avec les doigts et les pinces hémostatiques. Mais cette manœuvre, bien que rapide, fut cependant assez laborieuse pour détacher les caillots qui oblitéraient une douzaine de vaisseaux artériels importants du voisinage, et principalement ceux qui paraissaient provenir de la partie supérieure du vagin.

Ceux-ci furent comprimés avec des pinces.

Pour la troisième fois l'opérateur dut encore changer de méthode, pour mener l'opération à son terme.

Bien que l'utérus fût hypertrophié et triplé de volume, il n'avait pas assez de solidité et de longueur pour qu'il fût possible d'attirer au dehors sa portion restante :

L'opérateur dut se résigner à entourer d'une ligature métallique une grande partie de la portion de ce fond à l'aide du serre-nœud du Dr Syntrat, en comprenant dans le lien, tous les vaisseaux coupés et cautérisés antérieurement.

Quant aux vaisseaux plus profonds, ils furent liés séparément par de petites ligatures de fil d'Ecosse coupés au ras et qui furent laissées sur place.

Toutefois six pinces hémostatiques durent être laissées à demeure sur de plus gros vaisseaux et maintenues, ainsi que les deux bouts du lien jeté sur l'utérus, vers l'angle inférieur de la plaie, et attirées au dehors.

Cette période de l'opération qui, comme vous le voyez, nécessita trois fois un changement de procédé opératoire, ne demanda pas moins de deux heures de travail.

La plaie extérieure fut alors fermée. Et la malade, pansée avec le bandage par occlusion ouaté, fut reportée dans son lit.

Comme on le voit, l'opération qui avait duré plus de quatre heures, était remarquable, par l'étendue de la surface saignante de traumatisme au niveau de l'implantation de la tumeur, et par la quantité de vaisseaux qu'il avait fallu ouvrir; y compris ceux de la paroi abdominale, eux-mêmes très développés et dont nous avons négligé à dessein de parler pour ne pas compliquer notre description.

Le traitement consécutif consista suivant l'usage du docteur Péan, en boisson alcoolique, sulfate de quinine et une alimentation légère.

Mais en présence de l'anémie de la malade, de la sidération dans laquelle elle était plongée et de l'imminence de la péritonite et de la résorption purulente, la dose d'eau de vie fut portée à 500 grammes le premier jour, et à 800 grammes les jours suivants.

Grâce à ce traitement il ne survint aucun accident digne d'être noté :

Les souffrances légères qui suivent ces opérations cessèrent rapidement, le pouls ne dépassa jamais 108 pulsations, l'état des voies respiratoires devient meilleur : il y eut à peine quelques nausées et un peu d'anorexie.

Le facies reprit son calme, et à part quelques petits frissons assez peu importants des premiers jours, la guérison marcha rapidement et sans entrave.

Deux mois environ se sont écoulés depuis l'opération, et l'on a seulement constaté quelques petits abcès qui se sont développés sur les trajets de quelques épingles et qui ont guéri rapidement.

Toutefois, chose à noter, la malade qui depuis longtemps était sujette à des attaques de gravelle, a rendu ces jours derniers par le canal de l'urètre, deux graviers gros comme des pois, à la suite de coliques néphrétiques assez violentes, mais cependant moins fortes, au dire de la malade, que celles qu'elle avait éprouvées déjà en pareille circonstance

Admettez vous, messsieurs, que cette malheureuse qne vous venez de voir subir toutes ces opérations ; ait pu guérir sans accident, si une force puisée en dehors d'elle-même n'avait été appelée pour la retirer promptement de la sidération dans laquelle l'avait nécessairement plongée l'extirpation subite d'une masse organique pesant près de 40 kilogrammes et faisant partie intégrante de son être !

Est-il possible que ces chairs et ces vaisseaux meurtris, lacérés, coupés, brûlés, ne fussent pas entrés instantanément en fermentation putride si une force revivifiante n'était venue en tout hâte empêcher le travail de décomposition et ranimer la vie organique dans les tissus contusionnés ?

Quant à moi, je ne saurais avoir de doute à cet égard.

Je suis profondément convaincu, que malgré l'immense talent développé par l'habile chirurgien, la femme qui venait de subir cette opération aurait succombé rapidement, si le Dr Péan n'avait appelé à son aide, l'alcool qui arrête la fermentation putride, et le sulfate de quinine qui réveille la vie végétative profondément altérée.

Dans les faits que je viens de vous décrire, et qui appartiennent tous ou presque tous, à l'état puerpéral et à la résorption purulente, une chose frappe tout d'abord :

Quelle que soit la variété de maladies puerpérales, à laquelle nous ayons eu affaire, quelque soit le traumatisme que nous ayons rencontré, du moment où il y a eu empoisonnement ou grande commotion, l'état général nous apparaît toujours le même?

Une sidération presque absolue de l'individu.

En second lieu, dans les fièvres puerpérales, une *terminaison* presque toujours la même :

La formation d'une collection purulente quand la résorption purulente avait commencé, ou la transformation de la maladie puerpérale en une phlegmasie quelconque, quand le pus ne s'était pas encore formé.

Tous les auteurs, et en dernier lieu M. Hervieux dans son ouvrage si remarquable sur les maladies puerpérales suites de couches, ont noté ce fait, que la maladie semble souvent se transformer, que la péritonite semble faire place tantôt à une *arthrite* suppurée, tantôt à des abcès du sein, à une pleurésie, à une pneumonie, bref à une phlegmasie quelconque.

Le professeur de la maison d'accouchements de Paris se refuse à rechercher le mécanisme de ces transformations.

Je serais tenté d'*imiter* cette réserve; mais j'ai la ferme conviction que les abcès par moi observés sont des abcès *critiques*.

En effet, quel a été dans toutes nos observations moins une, le caractère prédominant?

C'est l'intoxication purulente.

Or l'amendement dans les symptômes généraux de la maladie puerpérale, n'a été constaté que du moment où par une action due au réveil de la vie organique, le pus s'il s'en est déjà formé, se collectionne, ou lorsqu'une maladie autre se substitue à la maladie puerpérale.

Nous est-il maintenant possible de préconiser scientifiquement le traitement que nous avons appliqué, et pouvons-nous attribuer à ce traitement les résultats obtenus?

Nous est-il possible, enfin, de délimiter l'action propre à chacun des éléments dont l'emploi constitue ce traitement!

C'est ce que nous allons rechercher devant vous, autant que nous le permettront nos études antérieures sur l'alcool, nos connaissances physiologiques et l'examen des faits ci-dessus relatés.

Lorsque j'ai eu l'honneur de vous faire part de mes recherches sur l'action de l'alcooldans les maladies aiguës des voies respiratoires. Je vous ai décrit le mode d'action tel qu'il m'apparaissait, de l'alcool à faible dose sur l'organisme.

Je vous ai dit, que sous le stimulus provoqué par l'alcool à faibles doses, la circulation générale était, pour ainsi dire doublée, et je vous ai fait voir, que, grâce à cette excitation, les liquides disposés à stagner et par suite à se décomposer, sont entraînés dans le torrent circulatoire, avant qu'ils ne se soient modifiés, et que de cette façon, les engouements et leurs conséquences disparaissent.

Mais dans le cas qui nous occupe, les phénomènes à combattre ne sont plus ceux du début des phlegmasies accidentelles.

Le principal phénomène pathologique sur lequel j'ai appelé votre attention, est la prostration nerveuse dans laquelle est plongée le malade..

La sidération est telle, que la mort est très-prochaine, si quelque force énergique et prolongée ne vient parer à l'imminence du danger.

C'est à l'excitation nerveuse, à l'hypérémie cérébrale produite par l'alcool, que je crois pouvoir attribuer les résultats que je vous ai dénoncés.

Oui cette force qui retient la vie prête à s'échapper, qui semble arrêter le travail si rapide de la décomposition générale dans les résorptions purulentes et dans les maladies puerpérales ; je la trouve momentanément dans l'alcool, qui, soit par son action stimulante, vient réveiller les centres nerveux endormis, soit par sa puissance anti-sept ique, annihile l'action stupéfiante du poison et permet à la vie organique, de sortir de sa léthargie.

Je dis momentanément, car si l'anéantissement des forces vitales est combattu victorieusement par l'alcool, la cause génératrice persiste encore : le miasme puerpéral, ce pus d'une nature particulière, ce poison enfin qui est le produit terrible de la maladie puerpérale, ne peut être à notre avis, atteint, que par les préparations de quinine.

Mais si le système nerveux de la vie organique reste paralysé, si les centres nerveux demeurent assoupis, le traitement par la quinine sera vainement employé, et nous verrons ainsi que l'a constaté M. Hervieux, les doses même toxique de cet agent demeurer sans effet.

Legroux, le premier, Beau et bien d'autres, ont préconisé la quinine comme moyen prophylactique, comme antidote du mi sme puerpéral. Ils en ont obtenu d'heureux résultats et je crois en avoir constaté moi-même à l'hôpital Beaujon quand j'étais attaché au service d'accouchement de cet établissement; mais je vous ferai observer que cette pratique ne s'adresse qu'à des sujets encore indemnes.

Depuis peu, vous le savez, on préconise ce médicament comme anti-putride, et il est entré dans la pratique d'un grand nombre de nos chirurgiens, de l'administrer à ce titre, aussitôt après leurs opérations avant que l'infection purulente se soit produite et manifestée.

Peut-être n'avez-vous pas oublié les résultats d'une étude que je vous ai communiquée il y a trois ans ?

Il s'agissait d'un malade que notre excellent collègue et ami le docteur A. Guillon avait opéré de la pierre: ce malade avait aussi depuis longtemps un catarrhe purulent de la vessie.

Pendant près de quinze jours, il nous a été donné à tous deux d'étudier chez ce malade l'action du sulfate de quinine sur la production du pus.

Si nous administrions une forte dose de quinine, le pus disparaissait tout à fait des urines; si la dose du médicament était diminuée, le pus réapparaissait en quantité pour ainsi dire proportionnelle, si on supprimait le médicament, le pus se formait en aussi grande quantité qu'avant le traitement.

Le maladde n'a vu disparaître le pus de ses urines, qu'après avoir pris pendant longtemps du sulfate de quinine d'abord, des préparations de quinquina ensuite.

Depuis cette étude, j'ai eu l'occasion de constater les mêmes conditions et les mêmes résultats chez un général opéré d'un calcul vésical par notre savant ami le docteur A. Amussat.

Ces observations ont affermi en nous la conviction que les sels de quinine possèdent une puissance anti-septique évidente et qu'ils sont l'antagoniste par excellence des poisons organiques, sans doute par l'action spéciale de cet agent sur le système ganglionaire, fait que nous avons formulé dès 1857 en d'autres circonstances (1), en disant que la quinine était au grand sympathique, ce que la strychnine est au système cérébro-spinal?

Mais je le répète, si la quinine agit sur la vie organique c'est à la condition que l'organisme puisse eu ressentir l'influence.

Or dans l'empoisonnement puerpéral, comme dans la résorption purulente à la suite de traumatisme, l'organisme n'est pas en état d'obéir à cette influence.

L'alcool, je le crois, et l'alcool en très-grande quantité, est

(1) Du mécanisme de l'accès et de la loi de l'intermittence dans les maladies. Mémoire lu à l'Académie de médecine en 1857.

le seul agent que nous ayons jusqu'à présent reconnu comme capable de donner à l'économie la force nécessaire pour pouvoir être impressionné par le sulfate de quinine. Vous l'avez vu, j'ai administré un litre, un litre 1[2 d'eau-de-vie, plus ou moins, par vingt-quatre heures, diluée ou non dans un excipient, et cela pendant plusieurs jours.

Il est de mes malades qui ont bu jusqu'à 8 litres d'eau-de-vie en 6 jours.

Ces doses semblent tout d'abord effrayantes, mais en y réfléchissant, en se reportant à l'état connu de nos malades, on comprendra que l'absorption étant presque annihilée et a torpeur absol ue, ces quantités, qui semblent monstrueuses ; soient inoffensives.

De plus, elles n'ont évidemment rien d'absolu, et demeurent nécessairement subordonnées à l'état du malade, qui, du reste à un moment donné, comme nous le verrons tout à l'heure, imposera au médecin un refus motivé et formel de continuer l'usage de cet agent.

La preuve de la nécessité d'abord et de l'innocuité ensuite de ces grandes quantités d'eau-de-vie ressort des observaions suivantes.

1° Jusqu'à l'apparition de certains phénomènes que nous indiqueront, le malade ne donne aucun signe d'ébriété, quelque grande que soit la quantité d'eau-de vie administrée.

2° On voit le malade sortir peu à peu de son état de torpeur, de son anéantissement, se réveiller en un mot; tandis qu'en l'état de santé, les hautes doses d'alcool produiraient les phénomènes contraires, c'est-à-dire la prostration, et même l'anesthésie.

3° Enfin, on ne tarde pas à voir les accidents du tube digesif, propres à la maladie s'amender et disparaître, quand de science certaine, un litre d'eau-de-vie est d'ordinaire toxique et même mortel, et que l'inflammation de la muqueuse du tube digestif est la conséquence forcée de l'ingestion successive de grandes quantités d'alcool.

Ce n'est pas que l'alcool administré à hautes doses dans

le traitement de la fièvre puerpérale, n'amène pas à un moment donné, une certaine irritation de la muqueuse.

C'est justement l'apparition des premiers symptômes de cette inflammation qui, d'ailleurs disparaît rapidement sous l'action des émollients, qui devient pour le médecin, le signe caractéristique du maximum d'emploi de l'alcool.

Au moment même où la malade accuse un sentiment de brûlure dans la bouche et le pharynx, on doit suspendre l'administration du médicament, car dès lors cet agent a produit toute l'action qu'on en désirait, et de nouvelles doses, amèneraient inévitablement les accidents que l'on connaît.

Dès lors comme vous l'avez vu dans mes observations : Je m'empresse de recourir aux ablutions générales, aux vésicatoires, aux topiques de toute nature, et surtout j'appelle en grande hâte à mon aide les toniques et l'alimentation fortifiante.

Je suis en effet convaincu qu'on ne saurait trop se hâter, de réparer les pertes éprouvées par l'organisme de la femme qui, après une grossesse plus ou moins pénible, a encore eu à traverser les épreuves de l'empoisonnement puerpéral ou de la résorption purulente.

Si j'ai réussi, Messieurs, à bien vous faire saisir ma pensée, les conclusions de ce travail, vous apparaissent comme étant les suivantes :

L'alcool ne guérit pas plus les maladies puerpérales et la résorption purulente, qu'il ne guérit les maladies inflammatoires des organes de la respiration.

Il prépare le terrain, il maintient la vie momentanément ; c'est de l'*eau-de-vie*.

Dans les dernières maladies, il permet à la nature réparatrice de faire son œuvre :

Dans les autres, il permet à la quinine seul antidote des maladies miasmatiques de combattre et d'annihiler le poison.

Quant aux doses, petites ou grandes : il me semble avoir

dit clairement, qu'elles n'avaient rien d'absolu, et qu'elles étaient toujours subordonnées à l'é tat du malade.

Elles paraissent être pour ainsi dire, le criterium de la maladie.

Maintenant, est-ce bien à l'activité nouvelle donnée à la circulation par l'alcool à faibles doses, que l'on peut attribuer la résorption de l'engouement des organes menacés de phelgmasie?

Est-ce à l'excitation nerveuse réveillée par les grandes doses d'alcool nécessitées par la prostration des individns nfectés, que nous devons attribuer la mise en état de l'organisme pour que celui-ci soit influencé par la quinine ?

Ou n'est-ce pas seulement, la propriété qu'a l'alcool d'arrêter la fermentation, qui produit la puissance que nous lui reconnaissons ?

Ce sont là, question de doctrine que je n'ai pas cru pouvoir discuter aujourd'hui devant vous ; je n'ai voulu attirer votre attention que snr ce fait : C'est que dans tous les cas, le rôle de l'alcool est de préparer le terrain, pour une autre force.

Je n'ai voulu faire ressortir que le point de médecine pratique.

Mais je m'occupe à rechercher la solution du problème, par des expériences directes sur des animaux.

Je vous en ferai connaître les résultats, quand je soumettrai à votre appréciation le rapport que votre commission m'a chargé de faire sur l'alcool thérapique.

Si je n'ai pas attendu pour vous adresser la présente communication, l'achèvement du travail qui m'est confié ; c'est que j'ai considéré comme un devoir de faire connaitre un traitement appelé selon moi à rendre de véritables services dans les cas si promptement mortels des maladies puerpérales et de résorption purulente.

J'ai désiré également que mes collègues fussent à même de corroborer ou d'infirmer par leur pratique personnelle, le mode de médication que je préconise et me fissent profiter de leurs propres observations que je les prie de me communiquer.

Je fais ici appel au bon vouloir de tous nos confrères, pour obtenir communication des documents qu'ils peuvent posséder; ils me faciliteront ainsi la lourde, mais importante tâche dont votre confiance m'a honoré.

www.ingramcontent.com/pod-product-compliance
Ingram Content Group UK Ltd.
Pitfield, Milton Keynes, MK11 3LW, UK
UKHW020946220726
13924UKWH00002B/519